Alexander J. Nedopil
Stephen M. Howell

Artroplastia total do joelho com alinhamento cinemático

Alexander J. Nedopil
Stephen M. Howell

Artroplastia total do joelho com alinhamento cinemático

ScienciaScripts

Imprint

Cover image: www.ingimage.com

This book is a translation from the original published under ISBN 978-3-659-86106-2.

Publisher:
Sciencia Scripts
is a trademark of
Dodo Books Indian Ocean Ltd. and OmniScriptum S.R.L publishing group

120 High Road, East Finchley, London, N2 9ED, United Kingdom
Str. Armeneasca 28/1, office 1, Chisinau MD-2012, Republic of Moldova, Europe
Printed at: see last page
ISBN: 978-620-8-33175-7

Índice

Visão geral ... 3

Capítulo 1. Introdução ... 4

Capítulo 2. Princípios de alinhamento na ATJ ... 10

Capítulo 3. Princípios da Artroplastia Total do Joelho com Alinhamento Cinemático ... 18

Capítulo 4. Objetivo Um: Restaurar as Superfícies Articulares Tibial-Femoral Nativas ... 20

Capítulo 5. Segundo objetivo: Restaurar os alinhamentos nativos do joelho e dos membros ... 22

Capítulo 6. Terceiro objetivo: Restaurar as laxidades nativas do joelho ... 24

Capítulo 7. Técnica para Alinhar Cinemáticamente o Componente Femoral às Superfícies Articulares Tibial-Femoral Nativas ... 27

Capítulo 8. Técnica para Alinhar Cinemáticamente o Componente Tibial à Superfície Articular Tibial-Femoral Nativa ... 31

Capítulo 9. Manejo do Joelho com um Ligamento Posterior Insuficiente ou Deformidade em Valgo Fixa Grave ... 37

Capítulo 10. Alinhamento e sobrevida em 3 e 6 anos da ATJ alinhada cinemáticamente ... 40

Capítulo 11. Desenvolvimento futuro ... 42

Resumo 44

Referências 45

Visão geral

Este livro reconstrói a história da artroplastia total do joelho (ATJ). Em seguida, explica a diferença no conceito de ATJ alinhada mecanicamente e ATJ alinhada cinemáticamente e enfatiza os três objectivos da artroplastia total do joelho alinhada cinemáticamente. Como a ATJ alinhada cinemáticamente é relativamente nova e não é tão bem compreendida como a ATJ alinhada mecanicamente, a técnica para alinhar cinemáticamente os componentes femorais e tibiais à superfície articular tibial-femoral nativa é detalhada. São apresentados exemplos de pacientes com deformidade grave em varo e valgo e contraturas em flexão tratados com ATJ alinhada cinemáticamente. São discutidas considerações cirúrgicas para a realização de ATJ cinemática no joelho com um ligamento cruzado posterior incompetente e deformidade em valgo fixa. Finalmente, são apresentados estudos que descrevem as semelhanças e diferenças da função, do membro, do joelho e do alinhamento do componente tibial, e a sobrevivência entre a ATJ alinhada cinemática e mecanicamente.

Capítulo 1. Introdução

História da cirurgia de substituição total do joelho

Um dos primeiros cirurgiões a substituir uma articulação total do joelho por uma artroplastia total do joelho foi Theophilus Gluck, no final do século XIX. Utilizou marfim como material protésico e gesso e colofónia para fixação [1]. A longevidade destas primeiras artroplastias totais era fraca devido às elevadas taxas de infeção e à fixação inadequada. Em vários casos, a indicação para a substituição total da articulação foi a destruição da articulação do joelho induzida pela tuberculose [1]. Borje Walldius, um cirurgião ortopédico sueco, desenvolveu e implantou a primeira ATJ articulada em 1951, utilizando inicialmente acrílico e mais tarde cromo-cobalto como material de prótese [2]. Devido à elevada tensão mecânica na dobradiça da prótese, a taxa de insucesso era elevada na conceção de Walldius e a tendência era para concepções de implantes com menos restrições. Frank Gunston, do Canadá, desenvolveu a primeira artroplastia total do joelho condilar, implantou a primeira prótese em 1968 e publicou os seus resultados em 1971 [3]. O componente femoral era feito de aço inoxidável e consistia em componentes mediais e laterais separados (Fig. 1). Cada componente articulava-se com um componente tibial separado, que era feito de plástico de polietileno [3]. O desenho da ATJ de Gunston proporcionava uma liberdade mínima na rotação interna e externa e a pequena superfície de contacto entre o componente femoral e tibial resultava em forças de contacto elevadas (Fig. 1). Consequentemente, a taxa de complicações foi elevada [3]. Quatro dos 22 casos (18%) tiveram atraso na cicatrização, um doente (5%) desenvolveu paralisia do nervo peroneal comum, três

ATJ (14%) necessitaram de manipulação sob anestesia e um doente (5%) foi revisto para artrodese do joelho por não ter melhorado [3]. A indicação para ATJ no artigo original de Gunston foi artrite reumatoide em 18 dos 20 pacientes e osteoartrite em dois pacientes. Os dois doentes com osteoartrite tinham osteoartrite bilateral do joelho. Os joelhos contralaterais já tinham sido tratados com artrodese.

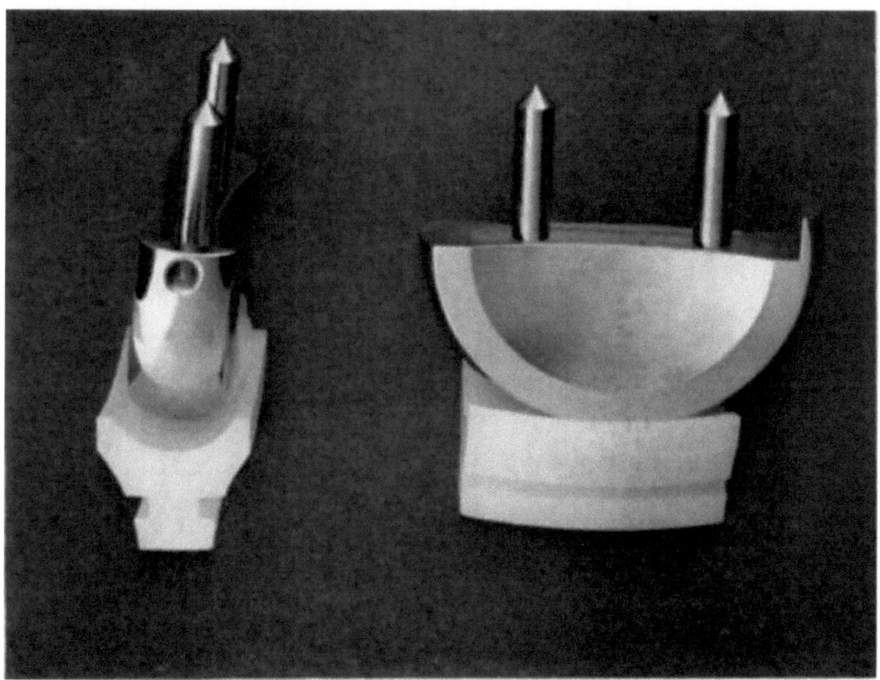

Fig. 1: A prótese Gunston com um componente femoral estreito em aço inoxidável e uma via em plástico de polietileno. Ambos os componentes foram cimentados no osso. O componente femoral medial e lateral foram implantados separadamente. Os diâmetros do componente femoral e da via tibial destinavam-se a simular o movimento normal do joelho. O comprimento do trajeto tibial foi escolhido para permitir uma gama completa de movimentos de balanço e deslizamento para o componente femoral. O desenho do componente devia permitir 20° de rotação axial em qualquer grau de flexão [3].

Nos anos seguintes, o desenvolvimento de diferentes conceitos de substituição do joelho evoluiu rapidamente. A maioria dos conceitos tentou preservar os ligamentos cruzados anterior e posterior [4-6]. A taxa de insucesso era elevada devido à má fixação e ao afrouxamento assético [7]. A primeira substituição do joelho com ressecção dos ligamentos cruzados anterior e posterior foi efectuada em 1971 por Freeman e Swanson em Londres [8]. Com a ressecção dos ligamentos cruzados, a quantidade de correção da deformidade coronal pode ser aumentada. O aumento da área de contacto entre os côndilos femorais e o polietileno tibial reduziu o desgaste do polietileno (Fig. 2). As deficiências da conceção do componente eram o facto de a troclear e a patelar não terem sido substituídas, de a cavilha de fixação do componente tibial ser demasiado curta e de o componente tibial ser demasiado superficial para proporcionar estabilidade contra a translação medial e lateral [7].

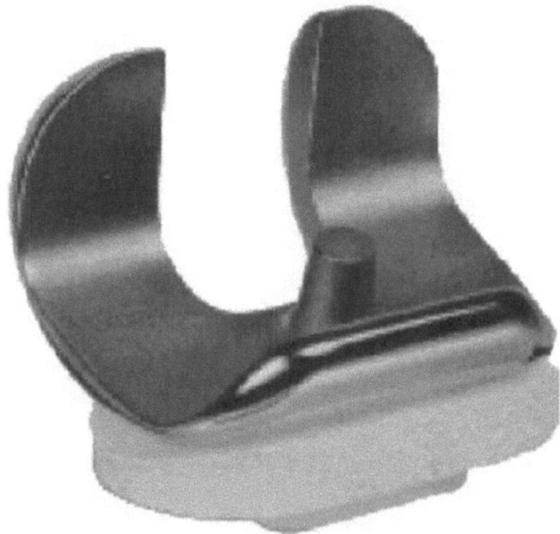

Fig. 2: A prótese de Freeman-Swanson com um componente femoral em forma de U. Os côndilos posteriores têm uma forma cilíndrica para permitir um movimento de rolamento e a porção distal é achatada para evitar a hiperextensão. A largura do componente femoral e tibial é de 2,5 polegadas. Os ligamentos cruzados anterior e posterior são sacrificados. Isto proporciona uma grande área de suporte de peso entre o componente femoral e tibial e a interface óssea correspondente.

Em 1974, a primeira ATJ condilar total foi implantada por Ranawat no Hospital of Special Surgery em Nova Iorque [7]. O desenho do componente tibial com uma haste tibial, curvatura côncava do polietileno tibial no plano sagital e coronal, e uma eminência central para proporcionar estabilidade contra a translação medial-lateral é a base para o desenho moderno do componente. O componente femoral foi concebido com múltiplos raios. Isto significa que o componente femoral tem várias curvaturas diferentes, com uma curvatura maior distal e uma curvatura menor posterior. Com o aumento do número de fabricantes de , a quantidade de raios e o grau de curvatura evoluíram. O conceito de um desenho de múltiplos raios baseia-se num princípio conhecido como "o centro de movimento instantâneo". O princípio do centro de movimento instantâneo deriva da análise da geometria dos côndilos femorais no plano sagital anatómico e remonta ao final do século XIX [9]. No entanto, com o apoio de modalidades de imagem melhoradas, a teoria cinemática tem sido objeto de uma revisão fundamental do conceito dos eixos de movimento do joelho, o que tem implicações para o alinhamento dos componentes na artroplastia total do joelho.

Evolução do conceito de cinemática do joelho

A teoria do centro de movimento instantâneo postula que os côndilos femorais não são circulares, o que resulta num eixo - em torno do qual a tíbia flete e estende - que se move com a flexão e extensão do joelho (= centro de movimento instantâneo) [9, 10]. A trajetória do centro de movimento instantâneo é previsível e está ilustrada na Fig. 3. A teoria do centro instantâneo de movimento assume que os eixos em torno dos quais a tíbia e a patela flectem e estendem são exatamente paralelos ao plano coronal anatómico, que é definido por marcos morfológicos e não pelo movimento do joelho.

medial femoral condyle lateral femoral condyle

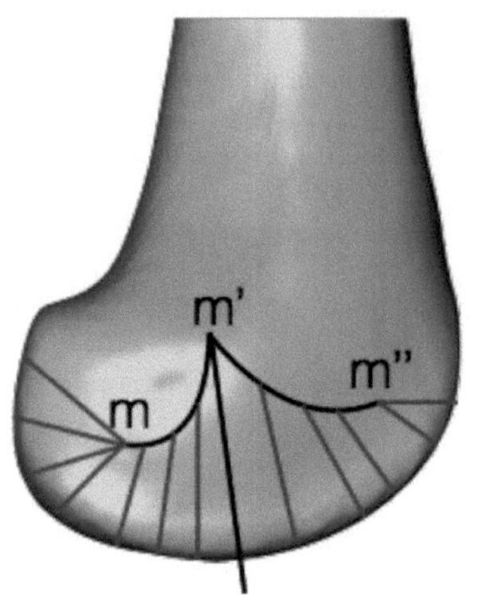

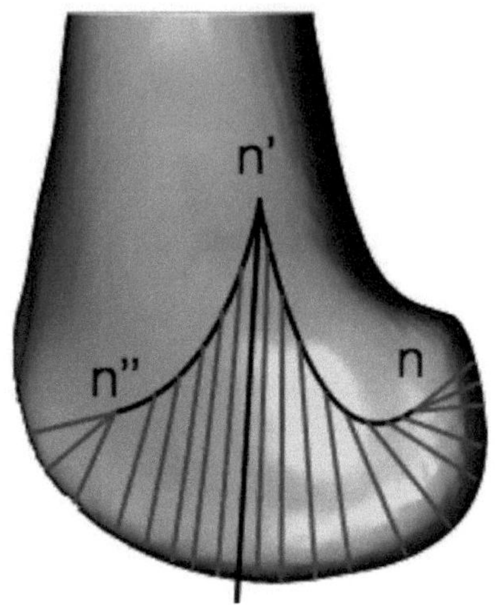

Fig. 3: Diagrama de cortes sagitais anatómicos através dos côndilos femorais medial e lateral. É ilustrado o movimento do centro de movimento instantâneo à medida que a tíbia e a patela se flectem e estendem à volta do fémur. Como a curvatura dos côndilos varia nos cortes sagitais anatómicos, a distância do eixo de rotação à superfície articular varia. No côndilo medial m a m' e no côndilo lateral n a n' marca-se o centro instantâneo de movimento quando a tíbia flete e se estende à volta do fémur. O centro de movimento instantâneo quando a patela flete e se estende à volta do fémur é marcado com m' a m'' no côndilo medial e n' a n'' no côndilo lateral.

A investigação no século XX desafiou este pressuposto e postulou que os eixos em torno dos quais a tíbia e a patela se flectem e estendem estão vários graus deslocados do plano coronal anatómico [11]. Também se postulou que, se os eixos em torno dos quais a tíbia e a rótula se flectem e estendem estivessem deslocados do plano coronal anatómico, isso resultaria em dois eixos fixos separados em torno dos quais a tíbia e a rótula se flectem e estendem à volta do fémur. A prova desta postulação foi estabelecida em 1993 pelo artigo histórico de Hollister et al. [12]. A tecnologia de imagem melhorada e a simulação por computador forneceram mais provas destes dois eixos paralelos em torno dos quais a tíbia e a rótula se flectem e estendem [13, 14]. Estes dois eixos não são paralelos ao plano coronal anatómico ou ao eixo transepicondilar, mas são perpendiculares ao plano de flexão-extensão do joelho [15, 16]. No entanto, na comunidade ortopédica, a crença na teoria do centro de movimento instantâneo ainda está presente na era atual.

A identificação e localização exacta dos dois eixos fixos em torno dos quais a tíbia e a patela se flectem e estendem revelou oportunidades para reavaliar os objectivos da substituição total do joelho. A principal questão a colocar era: A articulação artificial do joelho deve ser alinhada e os tecidos moles devem ser forçados de forma a atingir um eixo mecânico neutro, que possivelmente não é o alinhamento nativo do doente nem o alinhamento nativo da população normal [17] ou a articulação artificial do joelho deve ser alinhada de forma a restaurar o movimento normal do joelho com preservação do comprimento de repouso dos tecidos moles?

Capítulo 2. Princípios de alinhamento na ATJ

A posição em que as próteses são implantadas na ATJ afecta a função e a longevidade. O alinhamento "ideal" do componente femoral e tibial em todos os três planos é objeto de grande debate. O alinhamento mecânico tem sido o padrão de ouro durante muitos anos na ATJ e melhorou significativamente a vida de inúmeros pacientes com osteoartrite debilitante da articulação do joelho. A ATJ alinhada mecanicamente estabelecer uma articulação protética mecanicamente neutra no plano coronal, com o objetivo de minimizar o cisalhamento na superfície da articulação protética e maximizar a longevidade. Apesar esforços para melhorar ainda mais a satisfação dos pacientes, utilizando implantes de joelho individualizados ou guias de corte, a proporção de pacientes insatisfeitos após a ATJ mecanicamente alinhada chega a 20% [18-20]. A ATJ alinhada cinemáticamente é um novo conceito que está a ser utilizado desde 2006 [21]. O joelho alinhado cinemáticamente procura recriar o alinhamento da articulação nativa, minimizando assim a tensão no envelope de tecidos moles e maximizando a função [22].

Princípios da Artroplastia Total do Joelho com Alinhamento Mecânico

Na ATJ mecanicamente alinhada, a colocação dos componentes baseia-se nos seguintes princípios amplamente aceites: (1) alinhar o componente femoral perpendicularmente ao eixo mecânico do fémur; (2) alinhar o componente tibial perpendicularmente ao eixo mecânico da tíbia; (3) ajustar as posições de rotação anterior-posterior e interna-externa do componente femoral de modo a que os espaços de extensão e flexão sejam iguais; e (4) libertar os ligamentos quando necessário para restaurar o movimento e equilibrar o joelho.

O alinhamento coronal do componente femoral é conseguido utilizando hastes de alinhamento intra ou extra medulares que seguem o eixo anatómico do fémur. O objetivo é restaurar o alinhamento mecânico, pelo que o componente femoral é alinhado numa posição de valgo em relação ao eixo anatómico do fémur (Fig. 4). O grau de valgo é baseado na diferença entre o eixo anatómico e o eixo mecânico do fémur e tem uma média de 6° [23].

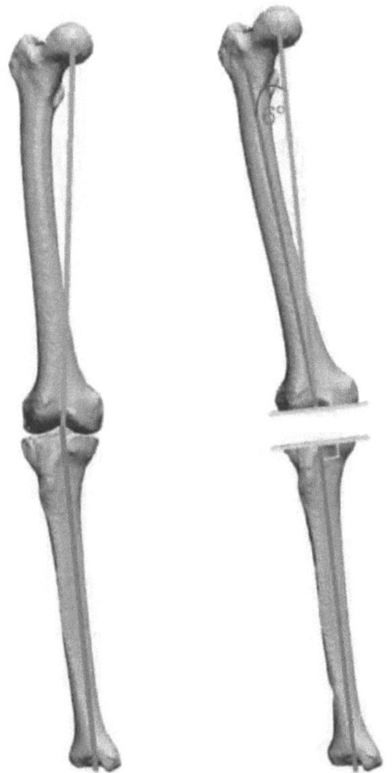

Fig. 4: A ilustração utiliza um membro direito normal em 7° varo para mostrar o método de alinhamento do membro para um ângulo de 0° entre a anca, o joelho e o tornozelo. São desenhados o eixo mecânico do fémur (linha azul), o eixo anatómico do fémur (linha azul) e o eixo mecânico da tíbia (linha verde). O fémur distal e a tíbia proximal são cortados perpendicularmente aos respectivos eixos mecânicos.

Para o alinhamento coronal do componente tibial, pode também ser utilizada uma haste de alinhamento intra ou extra medular. No lado tibial, os eixos mecânicos e anatómicos coincidem e, por conseguinte, o objetivo é ressecar a tíbia perpendicularmente ao eixo neutro entre a articulação do joelho e do tornozelo (Fig. 4).

A ressecção dos côndilos posteriores é a porção chave para a rotação axial do componente femoral. Atualmente, são utilizadas duas técnicas diferentes para alinhar rotacionalmente o componente femoral na ATJ mecanicamente alinhada [24]: a técnica de ressecção medida e a técnica de equilíbrio de fendas. A primeira baseia-se em vários pontos de referência ósseos fixos (como o eixo transepicondilar, a linha ântero-posterior ou a linha de Whiteside e a linha condilar posterior, adicionando 3° de rotação externa fixa), independentemente da tensão dos ligamentos. Nenhuma destas técnicas alinha de forma fiável o componente femoral numa gama estreita de rotação [24-26] (Fig. 5). Nesta última, o componente femoral é posicionado paralelamente à tíbia proximal ressecada após o equilíbrio adequado dos ligamentos colaterais (tanto em extensão como em flexão).

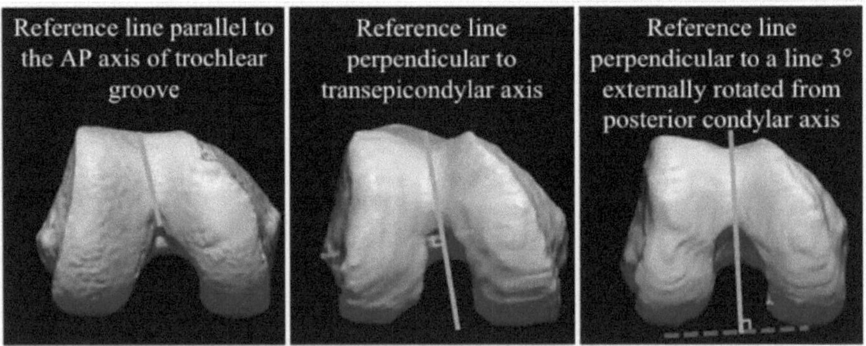

Fig. 5: A rotação interna-externa do componente femoral pode ser definida alinhando o eixo ântero-posterior do componente femoral paralelamente ao eixo ântero-posterior (A-P) do sulco troclear (linha de Whiteside) (esquerda), perpendicular ao eixo transepicondilar (meio), perpendicular a uma linha 3° rodada externamente à linha condilar posterior (direita).

A linha anteroposterior é a ligação do ponto mais profundo da tróclea com o ponto médio da incisura intercondilar (Fig. 5). A construção desta linha depende da anatomia normal do sulco troclear e da incisura intercondilar. A displasia troclear leva a um aumento da rotação externa do componente femoral quando se utiliza a linha de Whiteside [27], assim como a osteoartrite em varo com desgaste medial do fémur e da tíbia leva a um aumento da rotação externa do componente femoral quando a rotação é baseada na linha de Whiteside [28]. A utilização da linha anteroposterior para alinhar a rotação do componente femoral conduz a uma margem de erro de 32° [29].

O eixo transepicondilar pode ser definido como uma linha que liga a proeminência do epicôndilo lateral e a crista epicondilar medial (eixo transepicondilar clínico) (Fig. 5) ou como uma linha que liga o epicôndilo lateral e o sulco epicondilar medial (eixo transepicondilar cirúrgico) [30, 31]. O eixo transepicondilar foi considerado um bom substituto para o eixo de flexão-extensão do joelho. No entanto, o eixo transepicondilar não é paralelo ao eixo de flexão-extensão, com uma diferença média de 4,6° [15]. Além disso, a exatidão e a reprodutibilidade da localização do eixo transepicondilar são fracas [32].

A linha condilar posterior é a ligação dos côndilos posteriores medial e lateral. Na ATJ mecanicamente alinhada, o componente femoral é rodado externamente numa média de 3° em relação à linha condilar posterior para corresponder ao eixo transepicondilar [33] (Fig. 5). No entanto, a quantidade exacta de rotação externa da linha condilar posterior pode variar dependendo da anatomia específica do doente [27]. A utilização da linha condilar posterior com 3° adicionais de rotação externa conduz a uma margem de erro de 22° [26].

O ponto de referência ideal para o alinhamento rotacional do componente femoral na ATJ mecanicamente alinhada ainda não foi encontrado [34]. O eixo transepicondilar é utilizado em muitos estudos como a linha de referência para calcular o desalinhamento rotacional, apesar do facto de ser um desvio angular [15].

A rotação axial do componente tibial baseia-se no alinhamento do eixo antero-posterior do componente tibial perpendicular ou paralelo a um de quatro pontos de referência anatómicos. 1) Paralelo à linha entre o bordo medial do tubérculo e a fixação do LCP, 2) paralelo à linha entre o bordo medial do tubérculo e o centro da fixação do LCP, 3) paralelo à linha entre a projeção do ponto mais anterior do tubérculo tibial e a fixação do LCP, 4) perpendicular à linha que liga o côndilo tibial medial e lateral, e 5) perpendicular a uma linha que liga o ponto mais posterior de cada côndilo tibial [26] (Fig. 6). No entanto, o intervalo de má rotação I-E do componente tibial (-44° interno a 46° externo (desvio padrão ± 28°)) relatado para estas linhas de referência é elevado, o que indica que a colocação destas linhas não é reprodutível [26].

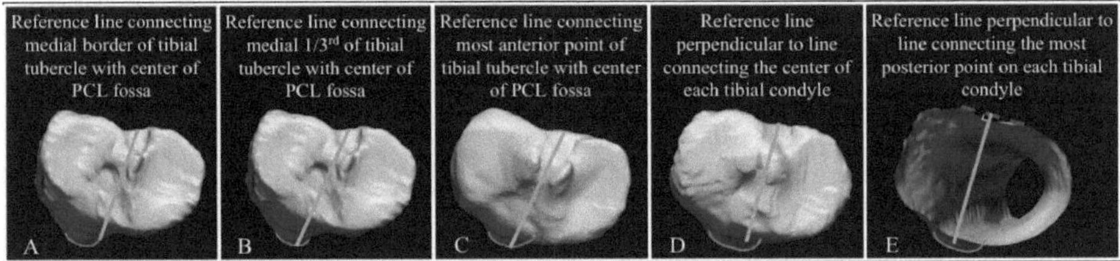

Fig. 6: Um composto de uma tíbia direita mostra as cinco linhas de referência tibiais utilizadas na ATJ alinhada mecanicamente. O ponto mais anterior, a borda medial e o 1/3 medial do tubérculo tibial (arco verde) podem ser identificados, bem como o centro da fossa do LCP e o centro dos côndilos tibiais medial e lateral. As linhas de referência na ATJ mecanicamente alinhada são a conexão da borda medial do tubérculo tibial com o centro da fossa do LCP (A), a conexão do 1/3 medial do tubérculo tibial com o centro da fossa do LCP (B) e a conexão do ponto mais anterior do tubérculo tibial e o centro da fossa do LCP (C). Uma linha perpendicular à ligação do centro dos côndilos medial e lateral (D). Uma linha perpendicular aos pontos mais posteriores dos côndilos medial e lateral que pode ser identificada 10 mm distal à porção mais profunda do côndilo tibial medial.

O alinhamento sagital do componente femoral é avaliado em relação ao eixo anatómico femoral. O alinhamento protético sagital baseia-se em caraterísticas anatómicas limitadas que são palpáveis durante a cirurgia e determinadas intra-operatoriamente com hastes intramedulares ou extramedulares. O alinhamento correto de um componente femoral na ATJ mecanicamente alinhada no plano sagital e o seu impacto clínico na função e no resultado não foi adequadamente estudado [35]. O objetivo é colocar o componente femoral dentro de 3° de flexão em relação ao eixo femoral no plano sagital [36]. Isto é conseguido mais frequentemente através da utilização de um guia intramedular. Qualquer grau de extensão tem efeitos negativos na sobrevivência do implante [36]. A precisão de uma guia intramedular para alinhar corretamente o componente femoral no plano sagital é baixa, com o risco de colocar o componente femoral em demasiada flexão e uma baixa percentagem de ATJs colocadas dentro do intervalo de 0-3° de flexão [35].

O alinhamento sagital do componente tibial (= inclinação do componente tibial) afecta o equilíbrio do espaço de flexão e extensão. Uma inclinação posterior normal do componente tibial é considerada entre 0-7° [36]. O aumento da inclinação posterior aumenta os gaps de flexão e extensão [37]. Diminuir a inclinação posterior diminui o espaço de flexão e extensão. O efeito da inclinação da tíbia nos intervalos de flexão e extensão não é igual no lado lateral e medial. O aumento da inclinação posterior da tíbia alarga o compartimento lateral significativamente mais do que o compartimento medial [37]. O risco de revisão aumenta significativamente em doentes com uma inclinação posterior do componente tibial superior a 7° e inferior a 0°. Acreditava-se que o aumento da inclinação posterior aumentava a amplitude de movimento com maior flexão.

Esta teoria não foi verificada em estudos clínicos [38].

Mudança de paradigma na ATJ

A ATJ alinhada mecanicamente tem sido considerada a chave para a longevidade, com taxas de desgaste mínimas da inserção de polietileno e tensão igualmente distribuída na interface implante-osso com o joelho estendido. Desde 1969, quando foi efectuada a primeira ATJ [8], os desafios do cirurgião responsável pelo tratamento e as expectativas do doente mudaram drasticamente. A ATJ era reservada a doentes altamente incapacitados com lesões articulares extensas e grandes deformidades resultantes. Reduzir a deformidade, aliviar a dor e proporcionar função ao membro inferior que permita actividades da vida diária eram os principais objectivos da ATJ. O design moderno das próteses, a redução da perda de sangue perioperatória, a melhoria das técnicas de fixação, a diminuição do desgaste do polietileno e os programas integrados de fisioterapia e reabilitação alteraram os objectivos da ATJ. Os doentes com limitações funcionais durante a realização de actividades recreativas são candidatos regulares à ATJ [39, 40]. Com a melhoria da técnica cirúrgica, menor morbilidade e melhores resultados funcionais após a ATJ, o limiar para a realização da ATJ diminuiu. Consequentemente, a gravidade da deformidade do joelho observada por um cirurgião ortopédico diminuiu. O objetivo de criar um membro inferior direito ao realizar uma ATJ é compreensível quando o doente apresenta uma deformidade coronal grave associada a hipoplasia condilar ou perda óssea tibial ou femoral grave. O doente que procura assistência médica por dor no joelho não resolvida devido a osteoartrite nesta idade, esforça-se por ter um joelho funcional que lhe permita participar em actividades recreativas e diárias. Estudos têm questionado o objetivo e delineado as penalizações de alinhar mecanicamente o membro com uma ATJ numa linha reta [17, 41, 42]. O objetivo e a necessidade de tentar obter um eixo mecânico pós-operatório de 0° ± 3° foi questionado num estudo de 398 ATJ modernas com um seguimento de 15 anos. Eles descobriram que a prevalência de revisão por afrouxamento assético, falha mecânica e desgaste não foi maior no grupo mecanicamente alinhado (0° ± 3°) do que no grupo outlier (> 3°, < -3°) [43]. A potencial penalização do alinhamento mecânico dos componentes do joelho para formar um membro com uma linha reta é uma alteração indesejável na obliquidade e no nível da linha articular em relação ao desalinhamento normal e cinemático [13]. Em muitos casos, a alteração da obliquidade e do nível da linha articular cria um desequilíbrio ligamentar não corrigível [44]. O desequilíbrio ligamentar pode causar uma cinemática anormal do joelho, aumentar o risco de desgaste e potencialmente levar a uma elevada taxa de insatisfação do doente devido a dor, rigidez e instabilidade inexplicáveis.

Com base nas análises cinemáticas, nas evidências clínicas e na literatura atual, a aplicação da ATJ alinhada cinemáticamente foi iniciada em janeiro de 2006 com o objetivo de melhorar os resultados clínicos e a satisfação dos doentes [45]. Inicialmente, a ATJ alinhada cinemáticamente foi efectuada utilizando guias de corte específicas para cada doente [45]. Em 2009, foram introduzidos instrumentos manuais, que permitiram alinhar os componentes cinemáticamente com elevada precisão. Esta experiência clínica e de desenvolvimento de dez anos constitui a base para os conceitos que serão partilhados neste livro, com o objetivo principal de estimular o debate e fazer avançar a compreensão do alinhamento cinemático na ATJ.

Capítulo 3. Princípios da Artroplastia Total do Joelho com Alinhamento Cinemático

A fundamentação biomecânica para o alinhamento cinemático baseia-se no entendimento de que três eixos cinemáticos no joelho nativo determinam a posição relativa do fémur, da patela e da tíbia em qualquer ângulo de flexão sem força aplicada ao joelho [12, 14]. Estes eixos determinam os comprimentos de repouso dos ligamentos cruzados anterior e posterior, dos ligamentos colaterais medial e lateral e do retináculo. A restauração da linha articular nativa e dos eixos cinemáticos com implantes totais de joelho preserva os comprimentos de repouso dos ligamentos.

A cinemática do joelho é descrita por três eixos: o eixo transversal no fémur em torno do qual a tíbia flecte e estende, o eixo transversal no fémur em torno do qual a rótula flecte e estende, e o eixo longitudinal na tíbia em torno do qual a tíbia roda interna e externamente no fémur [12-15, 46] (Fig. 7). Hollister et al. foram os primeiros a identificar o eixo transversal no fémur em torno do qual a tíbia flete e estende e o eixo longitudinal na tíbia em torno do qual a tíbia flete e estende, aplicando um localizador de eixos a um joelho de cadáver em 1993 [12]. Dez anos mais tarde, os dois eixos de Hollister foram confirmados e o eixo transversal no fémur, em torno do qual a rótula flecte, foi identificado em joelhos de cadáveres [14]. Estudos mais recentes baseados em imagens confirmaram a existência de três eixos que definem a cinemática normal do joelho [13, 15].

A orientação tridimensional dos eixos transversais do fémur em torno dos quais a tíbia ou a patela se flectem e estendem não está alinhada paralelamente aos planos anatómicos sagital, coronal ou axial.

A orientação tridimensional do eixo longitudinal da tíbia, em torno do qual a tíbia roda interna e externamente no fémur, é perpendicular aos eixos transversais no fémur, em torno dos quais a tíbia e a patela se flectem e estendem (Fig. 7). O eixo longitudinal passa pelo ligamento cruzado anterior na linha articular [13].

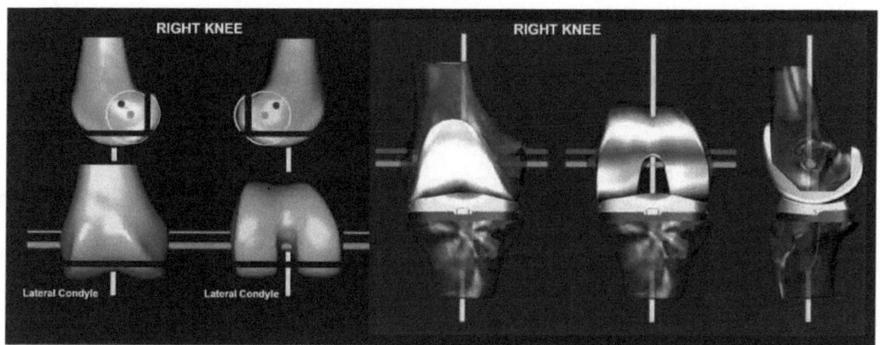

Fig. 7: Um fémur direito (esquerda) e uma ATJ alinhada cinemáticamente (direita) mostram as relações entre os três eixos cinemáticos do joelho e as linhas articulares das ressecções femorais distal e posterior e a posição de 6 graus de liberdade dos componentes [47]. O eixo de flexão da tíbia é a linha verde, o eixo de flexão da patela é a linha magenta e o eixo de rotação longitudinal da tíbia é a linha amarela. Os três eixos são estreitamente paralelos ou perpendiculares às linhas articulares. O plano de flexão-extensão do joelho estendido é perpendicular aos eixos de flexão da tíbia e da rótula e centrado no joelho. A compensação do desgaste e do corte e a ressecção do osso dos côndilos distais e posteriores do fémur com uma espessura igual à dos côndilos do componente femoral alinham cinemáticamente o componente femoral através do alinhamento do eixo do componente femoral com o eixo de flexão da tíbia, assumindo que os côndilos do componente femoral são simétricos no plano de flexão-extensão da tíbia.

Os capítulos seguintes descrevem os objectivos da ATJ cinemática, que consistem em restaurar 1) as superfícies articulares tíbio-femorais nativas, 2) os alinhamentos nativos do joelho e do membro, e 3) as laxidades nativas do joelho.

Capítulo 4. Objetivo Um: Restaurar as Superfícies Articulares Tibial-Femoral Nativas

Um dos objectivos da artroplastia total do joelho (ATJ) com alinhamento cinemático é definir a translação anterior-posterior, proximal-distal e medial-lateral e a flexionamento-extensão, varo-valgo, rotação interna-externa (6 graus de liberdade) dos componentes femorais e tibiais para restaurar a superfície articular tibial-femoral nativa do joelho. A colocação dos componentes femorais e tibiais na superfície articular tibial-femoral nativa alinha os eixos dos componentes o mais próximo possível com os três eixos cinemáticos do joelho normal [13, 47, 48] (Fig. 8). Um eixo cinemático é o eixo de flexão da tíbia que penetra nos dois centros da porção circular dos côndilos femorais posteriores de cerca de 20° a 120° como um eixo que passa por duas rodas, o que determina o arco nativo de flexão e extensão da tíbia no fémur [12, 13, 49-51]. O segundo eixo cinemático é o eixo de flexão da patela que se encontra paralelo e em média 10 mm anterior e 12 mm proximal ao eixo de flexão da tíbia, o que determina o arco nativo de flexão e extensão da patela no fémur [14, 52]. O plano de flexão-extensão do joelho estendido fica perpendicular a estes dois eixos cinemáticos no centro do joelho. O terceiro eixo cinemático é o eixo de rotação longitudinal da tíbia que se encontra aproximadamente perpendicular aos eixos de flexão da tíbia e da patela, e determina o arco nativo de rotação interna e externa da tíbia no fémur [12, 14]. Estes eixos cinemáticos são estreitamente paralelos ou perpendiculares à superfície articular tibial-femoral nativa [12-15, 52, 53]. Por conseguinte, uma alteração na posição de qualquer um dos componentes em um ou mais dos 6 graus de liberdade altera as superfícies articulares tibial-femorais nativas, o que desalinha os eixos de rotação dos componentes com os três eixos cinemáticos do joelho e altera o comprimento de repouso nativo dos ligamentos colateral, retinacular e cruzado posterior. A alteração do comprimento de repouso nativo destes ligamentos causa um aperto e/ou afrouxamento não natural dos ligamentos e movimentos tibial-femoral e patelar-femoral não naturais que os doentes podem percecionar como dor, fixação, rigidez ou instabilidade [12, 13, 54, 55].

Capítulo 5. Segundo objetivo: Restaurar os alinhamentos nativos do joelho e dos membros

O segundo objetivo da ATJ alinhada cinemáticamente é restaurar os alinhamentos nativos do joelho e do membro [47, 54, 56, 57]. Vários estudos apoiam a correção do alinhamento nativo ou "constitucional" ao realizar a ATJ, em oposição à restauração do alinhamento mecânico para neutro (Fig. 8). A restauração do alinhamento mecânico para neutro em pacientes com alinhamento constitucional em varo e valgo não é natural e causa maiores desvios de tensão nos ligamentos colaterais medial e lateral em relação ao joelho nativo [17, 54, 58]. Os doentes com varo pré-operatório têm melhores resultados clínicos e funcionais e a mesma taxa de sobrevivência do implante aos 7 anos quando o alinhamento é deixado em varo ligeiro, em comparação com os doentes com correção excessiva para neutro [59]. Numa média de 6 anos após a ATJ com alinhamento cinemático, a restauração do alinhamento nativo do joelho e do membro e o alinhamento em varo da tíbia não afectaram negativamente a sobrevivência do implante e resultaram numa função elevada, o que apoia a consideração do alinhamento cinemático como uma alternativa ao alinhamento mecânico para a realização da ATJ primária [56].

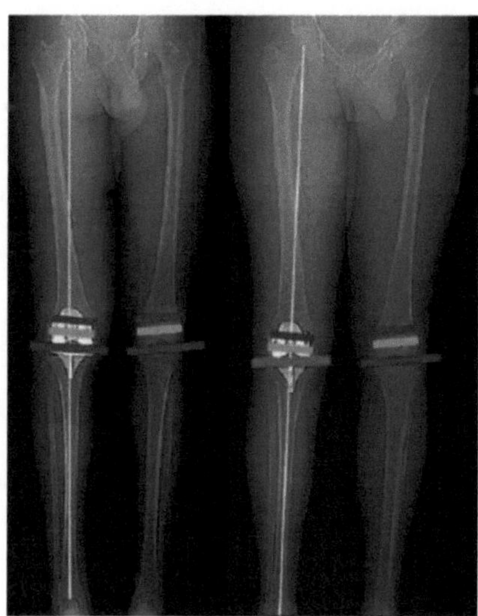

Fig. 8: O composto mostra 1) a ATJ alinhada cinemáticamente (doente da esquerda) restaura a superfície articular tibial-femoral nativa (linha azul) e o alinhamento do membro nativo (linha branca), e alinha os eixos do componente femoral com os eixos de flexão da tíbia (linha verde) e da patela (linha magenta), e 2) a ATJ mecanicamente alinhada (doente da direita) altera a superfície articular tíbio-femoral nativa (linha vermelha), o alinhamento do membro nativo e desalinha os eixos do componente femoral obliquamente aos eixos de flexão da tíbia e da patela. Estudos demonstraram que o alinhamento cinemático tem menos outliers de membro varo e joelho varo e tem a mesma média de alinhamento do membro e joelho que o alinhamento mecânico [48, 60, 61].

Há uma perceção errada de que o alinhamento nativo causa osteoartrite. Os achados clínicos de osteoartrite bilateral com uma deformidade em varo num joelho e uma deformidade em valgo no outro ("wind-swept") e a ausência de osteoartrite na maioria dos doentes asiáticos idosos com varo constitucional grave sugerem que o alinhamento nativo desempenha pouco papel no desenvolvimento da osteoartrite. Em vez disso, o aparecimento da osteoartrite está associado a alterações conhecidas no metabolismo da cartilagem que ocorrem com o envelhecimento. A cartilagem articular é um tecido mecanossensível que, quando saudável, aumenta a atividade anabólica e engrossa quando carregada. Os condrócitos sofrem um declínio relacionado com a idade na sua atividade anabólica e na sua resposta de espessamento, o que causa osteoartrite, porque a capacidade de responder e compensar as cargas elevadas resultantes da atividade e da obesidade se perde gradualmente [62].

Capítulo 6. Terceiro objetivo: Restaurar as laxidades nativas do joelho

O terceiro objetivo da ATJ alinhada cinemáticamente é restaurar as laxidades nativas do joelho, que são mais apertadas a 0° de flexão do que a 45° e 90° de flexão (Fig. 9) [55, 63] A 0° de flexão, a articulação tíbia-femoral nativa comporta-se como um corpo rígido, uma vez que as rotações médias em varo (0.7°), valgo (0,5°), rotações internas (4,6°) e externas (4,4°) da tíbia no fémur são insignificantes sob cargas aplicadas que apenas envolvem as restrições dos tecidos moles [55, 63, 64]. A 45 e 90° de flexão, a laxidez média é cinco vezes maior na rotação em varo (3,1°), quatro vezes maior na distração, três vezes maior na rotação em valgo (1,4°), interna (14,6°) e externa (14,7°), e duas vezes maior na translação anterior do que a 0° de flexão [55, 63]. A manutenção destas diferenças nativas de laxidez entre posições de flexão do joelho requer a manutenção dos comprimentos de repouso nativos dos ligamentos colaterais, do ligamento cruzado posterior e dos ligamentos retinaculares. O objetivo do alinhamento de equilibrar os espaços de uma ATJ é apertar demasiado as laxidades dos espaços de flexão a 45° e 90° de flexão para corresponder aos de 0° de flexão, o que os doentes podem percecionar como dor, rigidez e/ou flexão limitada [13, 55].

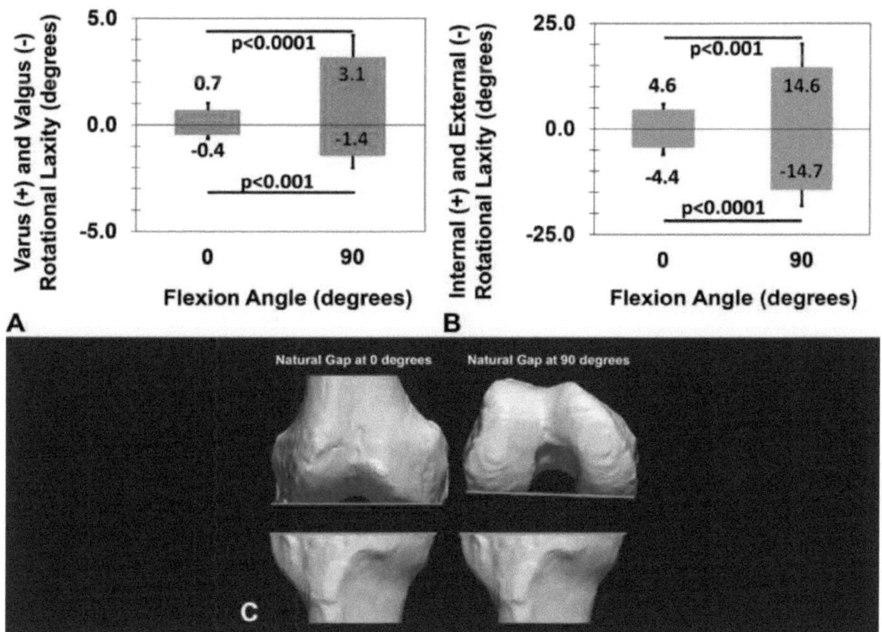

Fig. 9: Um composto mostra gráficos de colunas das laxidades rotacionais nativas em varo (+), valgo (-), interna (+) e externa (-) do joelho normal a 0° e 90° de flexão (A e B) e as lacunas nativas de um joelho direito a 0° e 90° de flexão depois de fazer as ressecções utilizando o alinhamento cinemático (C) [55, 63] As colunas emparelhadas ligadas por um valor de p inferior a 0,05 indicam que a laxidade a 90° é maior do que a 0° de flexão. O joelho direito ressecado apresenta um espaço de forma simétrica que é igual medial e lateralmente a 0° de flexão, e um espaço de forma assimétrica menor medialmente do que lateralmente a 90° de flexão. Por conseguinte, o objetivo cirúrgico de equilibrar o espaço de uma ATJ aperta demasiado o espaço de flexão. As barras de erro mostram ±1 desvio padrão.

O restabelecimento das laxidades nativas do joelho a 0° de flexão requer a remoção de todos os osteófitos, a extensão do joelho a 0° e o ajuste do ângulo varo-valgo e da espessura do componente tibial até que as laxidades rotacionais varo, valgo, interna e externa sejam negligenciáveis [47]. Flexionar o joelho a 90° e ajustar a inclinação anterior-posterior e a espessura do componente tibial até que o desvio da tíbia anterior do côndilo femoral medial distal medido no momento da exposição corresponda ao joelho com os componentes do ensaio e a rotação interna e externa da tíbia se aproxime dos 14° restaura as laxidades nativas do joelho a 90° de flexão (Fig. 10) [47]. Um ensaio clínico aleatório de nível um A capacidade da ATJ alinhada cinemáticamente para restaurar o joelho nativo e os alinhamentos dos membros e as laxidades do joelho pode explicar os relatórios de um ensaio clínico aleatório e de um estudo nacional multicêntrico que demonstrou que os doentes com uma ATJ alinhada cinemáticamente relataram um melhor alívio da dor, melhor função, melhor flexão e uma sensação de joelho mais normal do que os doentes com uma ATJ alinhada mecanicamente [48, 65].

Capítulo 7. Técnica para Alinhar Cinemáticamente o Componente Femoral com as Superfícies Articulares Tibial-Femoral Nativas

O alinhamento cinemático define o componente femoral no ângulo e nível nativos da linha articular distal (0°) e posterior (90°). A técnica cirúrgica começa por medir o desvio anterior-posterior da tíbia anterior em relação ao fémur medial distal com o joelho em 90 graus de flexão com um calibrador de desvio (Fig. 10).

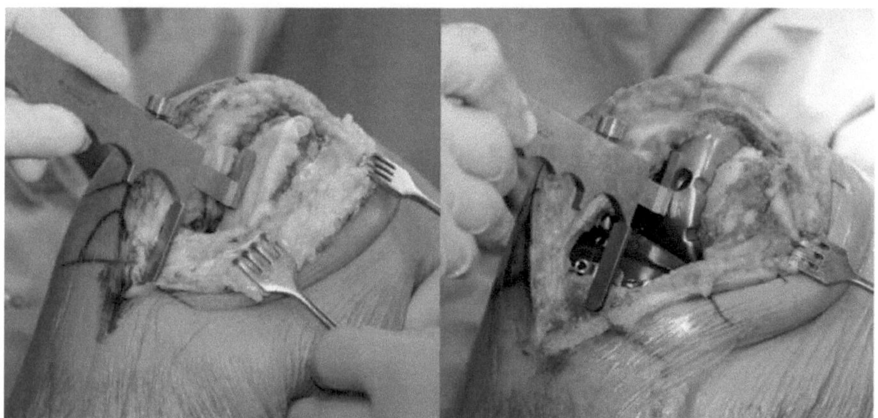

Fig. 10: Fotografias intra-operatórias de um joelho direito com uma deformidade em varo em 90° de flexão mostram a medição do desvio anterior nativo da tíbia em relação à superfície articular distal medial desgastada do fémur num joelho no momento da exposição (esquerda) e no momento da redução com os componentes de ensaio (direita). Compensar 2 mm para o desgaste da cartilagem no fémur medial distal, ajustar a inclinação anterior-posterior e a espessura do componente tibial até que o desvio da tíbia anterior do côndilo femoral medial distal com os componentes de ensaio corresponda ao do joelho no momento da exposição, e definir as rotações interna e externa da tíbia em aproximadamente 14° restaura as laxidades do joelho em 90° de flexão.

É utilizado um guia de ressecção femoral distal offset descartável e um guia de referência femoral posterior padrão para referenciar o fémur distal a 0° e 90° de flexão, respetivamente (Fig. 11). A medição do offset é ajustada subtraindo 2 mm quando existe perda de cartilagem no côndilo femoral medial distal. Quando o joelho estiver totalmente exposto, os locais de desgaste da cartilagem são avaliados no fémur distal. Utiliza-se uma cureta de anel para remover qualquer cartilagem parcialmente desgastada até ao osso. A posição de flexionextensão do componente femoral é definida pela inserção de uma haste de posicionamento de 8-10 cm através de um orifício de perfuração colocado paralelamente à superfície anterior do fémur distal e perpendicular à superfície articular distal (Fig. 11).

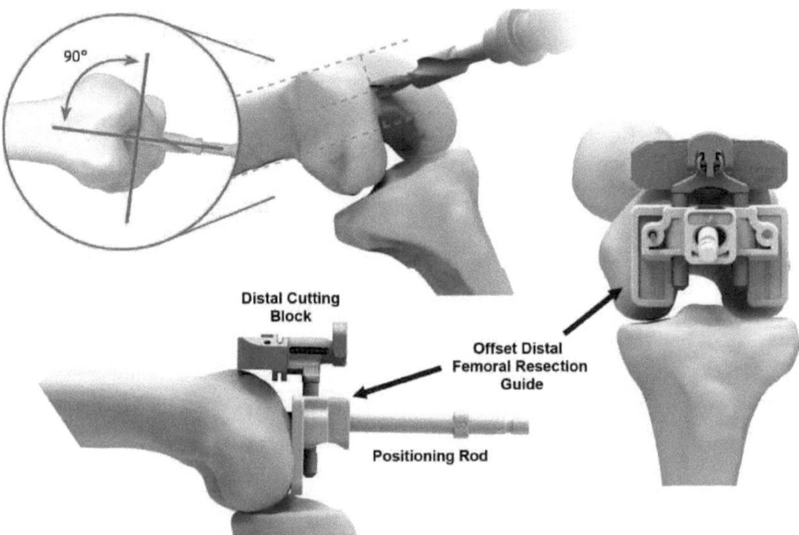

Fig. 11: A composição mostra o sistema de instrumentação para definir a flexão do componente femoral com a utilização de um bloco de corte distal ligado a uma haste de posicionamento inserida perpendicularmente à linha articular femoral distal no plano axial e 8-10 cm no fémur distal anterior e posterior ao córtex distal do fémur no plano sagital. O ponto de partida da broca situa-se a meio caminho entre o bordo superior ou anterior da incisura intercondilar e o córtex anterior do fémur. A orientação da broca é perpendicular à linha articular distal do fémur no plano axial e paralela ao córtex anterior e posterior do fémur distal no plano sagital. A haste de posicionamento é inserida através do orifício de perfuração 8-10 cm no fémur distal. Um ponto de partida mais posterior, mais próximo do topo da incisura intercondilar, aumenta o risco de flexão da haste de posicionamento e, subsequentemente, do componente femoral em relação ao córtex anterior e posterior do fémur distal.

A rotação em varo-valgo e a translação proximal-distal do componente femoral são definidas utilizando a guia de referência distal offset descartável que compensa 2 mm quando há desgaste da cartilagem no côndilo femoral medial distal no joelho em varo e 2 mm quando há desgaste da cartilagem no côndilo femoral lateral distal no joelho em valgo. A translação anterior-posterior e a rotação interna-externa do componente femoral são definidas colocando um guia de referência posterior com rotação de 0° em contacto com os côndilos femorais posteriores (Fig. 12). O posicionamento da guia de referenciação posterior raramente requer correção, uma vez que, na maioria dos joelhos osteoartríticos em varo e valgo, é rara a perda completa de cartilagem nos côndilos femorais mediais posteriores e laterais posteriores. A correção do desgaste ósseo raramente é necessária a 0° e 90° de flexão, mesmo nos joelhos mais artríticos [47, 66].

A confirmação intra-operatória de que o componente femoral está alinhado cinemáticamente e de que a superfície articular femoral nativa está bem restaurada requer um passo cirúrgico. Este passo cirúrgico consiste em confirmar que as medições do compasso de calibre da espessura das ressecções femorais distal e posterior estão dentro de ± 0,5 mm da espessura dos côndilos do componente femoral, após compensação do desgaste da cartilagem e do corte (Fig. 12). O eixo mecânico femoral, o canal intramedular, o eixo transepcondiliano e o eixo antero-posterior não são de interesse nem de utilização quando se alinha cinemáticamente o componente femoral [13, 15, 54].

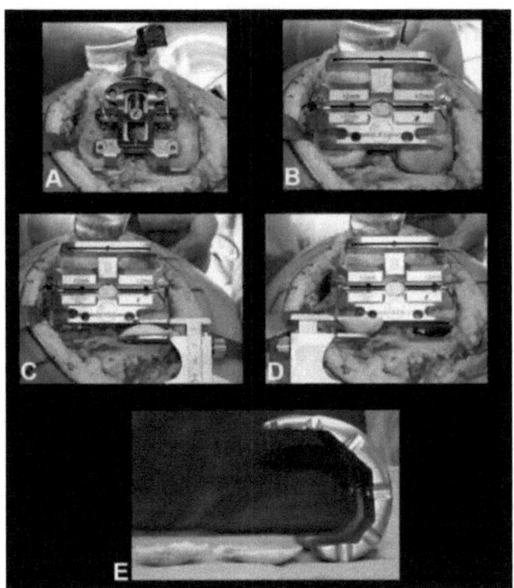

Fig. 12: O composto de um joelho osteoartrítico varo direito mostra os passos para alinhar cinemáticamente o componente femoral a 90º de flexão. Uma guia de referência posterior de rotação 0º é inserida em contacto com os côndilos femorais posteriores e fixada (A). O guia de chanfro de tamanho correto é inserido nos orifícios dos pinos (B). Um paquímetro mede a espessura do côndilo femoral medial posterior (C) e do côndilo femoral lateral posterior (D). Estes passos definem a rotação interna-externa e a translação anterior-posterior do componente femoral para a superfície articular nativa do fémur posterior (E).

Capítulo 8. Técnica para Alinhar Cinemáticamente o Componente Tibial à Superfície Articular Tibial-Femoral Nativa

A ATJ alinhada cinemáticamente define o componente tibial nas rotações internas e externas, flexão-extensão e varo-valgo nativas e na translação proximal-distal da superfície articular da tíbia. O eixo principal do método do côndilo tibial lateral ou o método da placa de base tibial cinemática é utilizado para definir a rotação interna-externa e um guia tibial extramedular é utilizado para definir as rotações de flexão-extensão e varo-valgo e a translação proximal-distal do componente tibial (Fig. 13, Fig. 14 e Fig. 15) [47, 67]. A técnica cirúrgica começa por selecionar o método preferido para definir a rotação interna-externa do componente tibial. Quando se utiliza o método do eixo maior do côndilo tibial lateral, identifica-se o limite em forma elíptica da superfície articular do côndilo tibial lateral e desenha-se o eixo maior (Fig. 13). Utiliza-se um guia para efetuar dois furos na superfície articular medial e paralelos ao eixo principal desenhado no côndilo tibial lateral. Depois de efectuada a ressecção tibial, o eixo antero-posterior do componente tibial é alinhado paralelamente a estes dois orifícios.

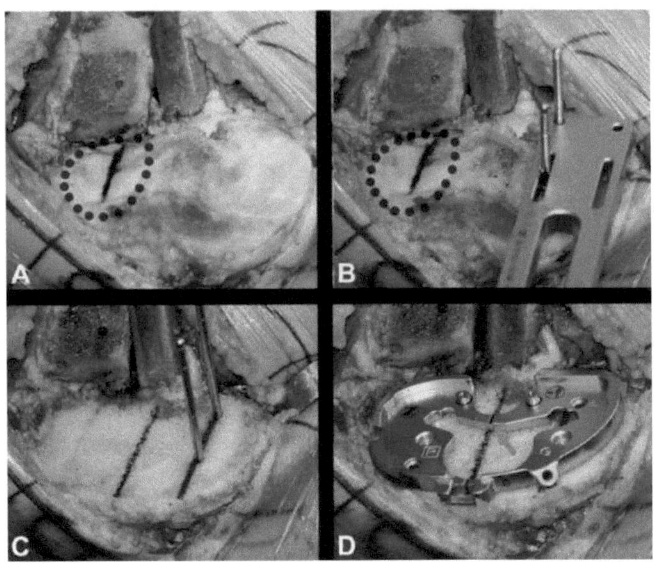

Fig. 13; A composição de um joelho direito mostra o eixo principal do método do côndilo tibial lateral para alinhar cinemáticamente a rotação interna-externa do componente tibial experimental com o eixo antero-posterior (linha azul) do limite de forma quase elíptica da superfície articular do côndilo tibial lateral (pontos pretos) (A). É utilizado um guia para perfurar dois pinos através da superfície articular tibial medial e paralelamente ao eixo principal (B). A superfície articular da tíbia é ressecada e removida, os dois orifícios de perfuração são identificados (pinos) e são traçadas linhas paralelas aos orifícios de perfuração (C). As marcas de pontuação (setas verdes) indicam que o eixo antero-posterior da placa de base tibial experimental está alinhado paralelamente a estas linhas (D).

Em contraste com a ATJ alinhada mecanicamente, em que o bordo medial e o 1/3 medial [rd] do tubérculo tibial são considerados pontos de referência úteis, um estudo de uma série de casos de ATJ alinhadas cinemáticamente demonstrou que o alinhamento do componente tibial ao bordo medial ou ao 1/3 medial [rd] do tubérculo tibial teria malrotado o componente tibial 5° ou mais do plano de flexão-extensão do joelho em 70% e 86% dos joelhos, respetivamente [68]. A reprodutibilidade do eixo principal do método do côndilo tibial lateral foi avaliada em setenta e sete ATJs alinhadas cinemáticamente por um cirurgião de artroplastia, e mostrou um viés insignificante (-1° interno) e uma precisão aceitável (± 5,4°) entre o eixo ântero-posterior do componente tibial e o plano de flexão-extensão do joelho [69]. De seguida, um guia de ressecção tibial extramedular convencional é aplicado no tornozelo e uma asa de anjo é colocada na ranhura da serra de o guia (Fig. 14). A posição varo-valgo do componente tibial é definida através da translação medial do cursor no tornozelo da guia até que a ranhura da serra fique paralela à superfície articular tibial proximal, após uma compensação visual do desgaste da cartilagem e do osso. A rotação de flexão-extensão (inclinação) do componente tibial é definida ajustando a inclinação de uma asa de anjo colocada na ranhura da serra até ficar paralela à inclinação da linha articular medial. A translação proximal-distal do componente tibial é definida ajustando o nível da ranhura da serra até que o calibre de ressecção tibial de 10 mm contacte o centro do côndilo tibial não desgastado [47]. É feita uma ressecção tibial conservadora, protegendo a inserção do ligamento cruzado posterior.

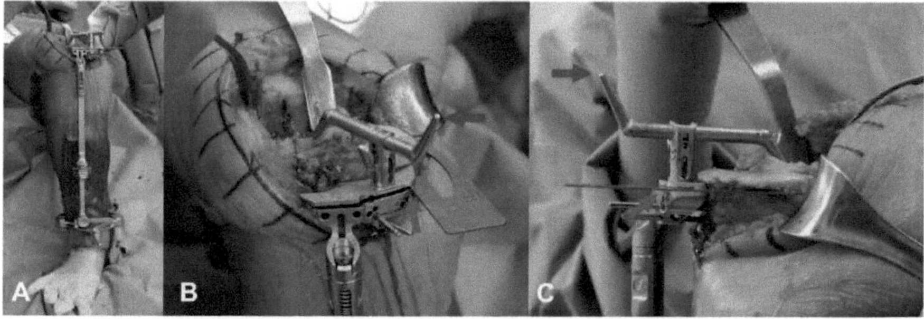

Fig. 14: O composto de um joelho direito mostra os passos para alinhar cinemáticamente o componente tibial. Um guia de ressecção tibial extramedular convencional com um calibre de ressecção tibial deslocado de 10 mm (seta magenta) e uma asa de anjo (seta verde) é aplicado ao tornozelo (A). A posição varo-valgo da ressecção tibial é definida ajustando a posição medial-lateral do cursor na extremidade do tornozelo do guia até que a ranhura da serra esteja paralela à superfície articular da tíbia, após compensação visual do desgaste da cartilagem e do osso. A translação proximal-distal do componente tibial é definida ajustando o nível da ranhura da serra até que haja contacto entre o calibre de ressecção tibial deslocado de 10 mm e o centro do côndilo tibial não desgastado (B). A rotação de flexão-extensão do componente tibial é definida ajustando a inclinação da asa de anjo paralela à inclinação da linha articular medial (C). Estes passos definem a translação proximal-distal e as rotações varo-valgo e flexão-extensão do componente tibial paralelamente à superfície articular nativa da tíbia.

Quando a placa de base cinemática da tíbia é utilizada para definir a rotação interna-externa do componente tibial, é selecionado o maior dos sete tamanhos disponíveis que se enquadra no contorno cortical da ressecção tibial e que melhor se ajusta ao bordo cortical anterior e medial (Fig. 15).

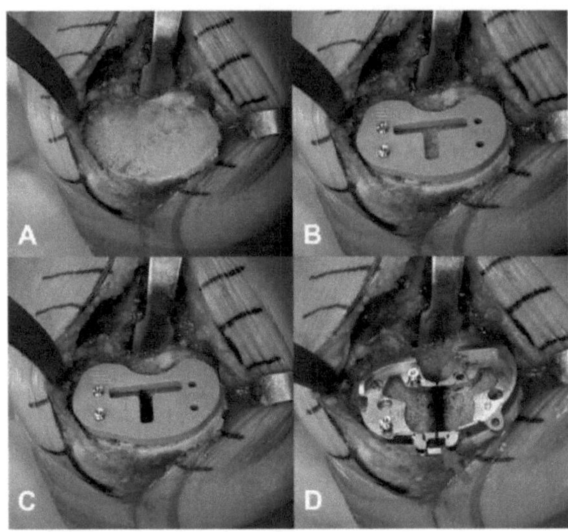

Fig. 15: O composto de um joelho direito mostra os passos para alinhar a rotação interna-externa do componente tibial experimental paralelamente ao plano de flexão-extensão do joelho com uma placa de base tibial cinemática (cinzento). É apresentado o contorno cortical da ressecção anatómica da tíbia (A). A placa de base tibial cinemática de maior tamanho que se encaixa no contorno é selecionada a partir das sete placas de base tibial cinemáticas e é encaixada no contorno cortical (B). O eixo anterior-posterior da placa de base tibial cinemática é assinalado (linha azul) (C). As marcas de pontuação (setas verdes) indicam que o eixo antero-posterior da placa de base tibial experimental está alinhado paralelamente à linha azul (D).

A reprodutibilidade in vitro da placa de base tibial cinemática foi avaliada em 166 ressecções tibiais por cinco cirurgiões de artroplastia, três bolseiros/residentes de cirurgia ortopédica e três estudantes e mostrou um desvio insignificante (0,7° externo) e uma precisão aceitável (± 4,6°) entre o eixo anterior-posterior da placa de base tibial cinemática e o plano de flexão-extensão do joelho. A reprodutibilidade in vivo foi avaliada em sessenta e três ATJs alinhadas cinemáticamente por um cirurgião de artroplastia e mostrou um desvio insignificante (0,2° externo) e uma precisão aceitável (± 3,6°) entre os eixos anterior-posterior dos componentes tibial e femoral (estudo não publicado).

A confirmação intra-operatória de que o componente tibial está alinhado cinemáticamente e de que a superfície articular tibial nativa está bem restaurada requer quatro passos cirúrgicos. O primeiro passo cirúrgico consiste em confirmar a remoção de todos os osteófitos femorais e tibiais, de modo a que os comprimentos de repouso nativos dos ligamentos sejam restaurados. O segundo passo é confirmar que o eixo anterior-posterior do componente tibial é paralelo ao eixo principal do côndilo tibial lateral ou a uma placa de base tibial cinemática e, por conseguinte, estreitamente paralelo ao plano de flexão-extensão do joelho. O terceiro passo é inserir os componentes de ensaio e colocar o joelho em extensão total e confirmar que o ajuste do ângulo varo-valgo da ressecção tibial eliminou a laxidez varo-valgo e que visualmente os alinhamentos nativos do joelho e do membro foram restaurados. O passo final é colocar o joelho a 90° de flexão e confirmar que o desvio anterior da tíbia anterior do côndilo femoral medial distal com componentes de ensaio corresponde ao do joelho no momento da exposição e que as rotações interna e externa da tíbia no fémur são de aproximadamente 14° (Fig. 10) [47, 67].

Quando qualquer uma destas condições não é cumprida, um algoritmo de alinhamento passo a passo determina as acções corretivas para alcançar o alinhamento cinemático (Fig. 16). O princípio subjacente a este algoritmo é que as correcções que requerem um recorte de osso são realizadas através do ajuste fino da translação proximal-distal e das rotações varo-valgo e flexão-extensão (inclinação) da ressecção tibial e não através do recorte do fémur. O eixo mecânico da tíbia, o canal intramedular, o eixo condilar posterior e o tubérculo tibial não têm interesse nem utilidade no alinhamento cinemático do componente tibial [47, 54, 67, 68].

Step-Wise Algorithm for Balancing KA TKA

Tight in Flexion & Extension	Tight in Flexion Well-Balanced in Extension	Tight in Extension Well-Balanced in Flexion	Well-Balanced in Extension and Loose in Flexion	Tight Medial & Loose Lateral in Extension	Tight Lateral and Loose Medial in Extension
Use thinner liner Recut tibia and remove more bone	Increase posterior slope until natural A-P offset is restored at 90^0 of flexion	Remove posterior osteophytes Reassess Strip posterior capsule	Add thicker liner and recheck knee extends fully When knee does not fully extend check PCL tension When PCL is incompetent consider PS Implants or UC liner	Remove medial osteophytes Reassess Recut tibia in 2^0 more varus Insert 2mm thicker liner	Remove lateral osteophytes Reassess Recut tibia in 2^0 more valgus Insert 2mm thicker liner

Fig. 16: A tabela mostra um algoritmo passo-a-passo para equilibrar a ATJ alinhada cinemáticamente. A linha superior lista seis desalinhamentos e a parte inferior lista as acções corretivas correspondentes. Note-se que as correcções que requerem um recorte de osso são realizadas através do ajuste fino da translação proximal-distal e das rotações varo-valgo e flexão-extensão (inclinação) da ressecção tibial e não através do recorte do fémur.

Capítulo 9. Manejo do Joelho com um Ligamento Posterior Insuficiente ou Deformidade em Valgo Fixa Grave

Existem considerações especiais quando se efectua uma ATJ alinhada cinemáticamente no doente com um ligamento cruzado posterior insuficiente (Fig. 17) e uma deformidade em valgo fixa grave (Fig. 18). Existem duas acções corretivas que podem ser realizadas quando existe uma rotura crónica do ligamento cruzado posterior ou quando é descoberta uma insuficiência após a ressecção do fémur (Fig. 17). Uma ação corretiva é utilizar uma versão estreita de um componente femoral estabilizado posterior 2 mm maior quando o desenho do implante permite este ajuste. O componente femoral estabilizado posterior maior é cimentado em contacto com a ressecção anterior do fémur e os espaços de 2 mm entre as ressecções posteriores e o componente femoral são preenchidos com cimento. Isto mantém o nível da linha articular distal e compensa o aumento de 2-3 mm no espaço de flexão causado pela insuficiência do ligamento cruzado posterior. A segunda ação consiste em utilizar um revestimento tibial ultracongruente quando o espaço de flexão não é excessivo.

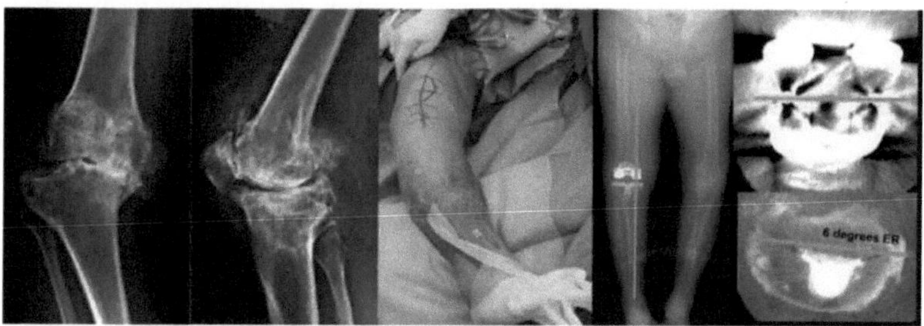

Fig. 17: A composição mostra as radiografias pré-operatórias de um joelho pós-traumático com uma deformidade em varo grave, contratura em flexão e insuficiência crónica do ligamento cruzado posterior; uma fotografia intra-operatória da deformidade em varo; e um tomograma computorizado pós-operatório do membro e vistas axiais dos componentes femorais e tibiais. A ATJ alinhada cinemáticamente restaurou o alinhamento nativo e as

laxidades do joelho sem libertação do ligamento colateral medial e foi realizada com implantes que substituem o ligamento cruzado posterior devido à rotura do ligamento cruzado posterior.

Algumas deformidades em valgo são fixas e permanecem graves depois de estender o joelho até 0° de flexão e ajustar o ângulo varo-valgo e a espessura do componente tibial até que a laxidez varo-valgo seja negligenciável (Fig. 18).

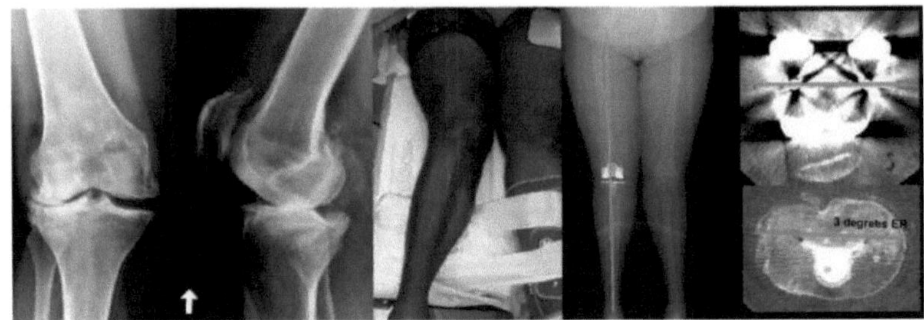

Fig. 18: A composição mostra as radiografias pré-operatórias do joelho com deformidade em valgo grave, a fotografia intra-operatória da deformidade em valgo grave e da contratura em flexão e o tomograma computorizado pós-operatório do membro e as vistas axiais dos componentes femoral e tibial. A ATJ alinhada cinemáticamente restaurou o alinhamento nativo e as laxidades do joelho sem uma libertação do ligamento colateral lateral neste doente com um ligamento cruzado posterior intacto.

Neste subconjunto de joelhos valgos, o ligamento colateral lateral pode ser cuidadosamente alongado 2 a 3 mm, através da técnica de "pie-crusting" com uma agulha espinal, enquanto a distração é aplicada com um expansor laminar no compartimento lateral com o joelho a 90° de flexão (Fig. 19). Após a conclusão do alongamento, é utilizado um guia de recorte para recortar a tíbia em 2° a 3° mais varo e é inserido um revestimento mais espesso de 2 mm. Para uma tíbia dentro do intervalo normal de comprimento, cada grau de correção em varo ou valgo na articulação do joelho causa uma translação medial ou lateral de 6-7 mm do tornozelo. Por conseguinte, uma correção em varo de 3° no joelho provoca uma translação medial de 18-21 mm no tornozelo, o que corrige a deformidade em valgo do membro e do joelho. Nas raras ocasiões em que estas acções corretivas não reduzem uma subluxação ou deslocação lateral crónica da patela, é realizada uma libertação lateral.

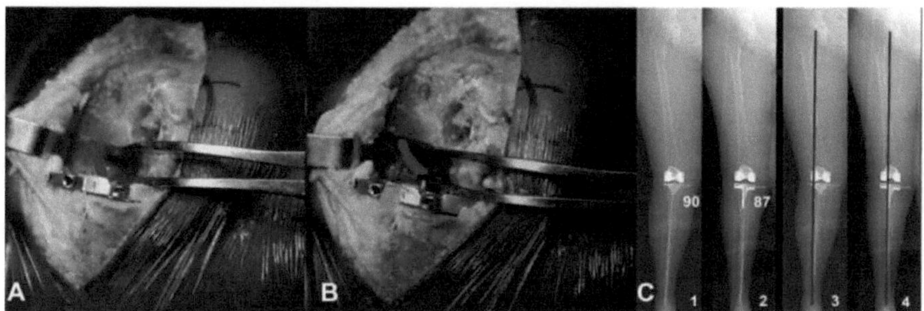

Fig. 19: O compósito mostra o espalhador laminar no lado lateral de um joelho direito antes (A) e após um alongamento incremental de 3 mm do ligamento colateral lateral com a utilização da técnica de pie-crusting (azul) (B), e a utilização da técnica de pie-crusting noutro doente para corrigir o alinhamento do joelho e do membro demasiado valgo no momento da ATJ primária alinhada cinemáticamente (C).). O componente tibial na cirurgia primária foi originalmente colocado a 90º em relação ao eixo mecânico da tíbia (1), o que deixou a perna demasiado valga (3). A revisão seguiu o algoritmo passo-a-passo para correção da deformidade em valgo, ajustando o alinhamento varo-valgo do componente tibial e deixando o componente femoral original isolado (Figura 10). Na revisão, o alinhamento varo-valgo do componente tibial foi ajustado para 87º em relação ao eixo mecânico da tíbia através do alongamento do ligamento colateral lateral em 3 mm (2), e a inserção de um liner mais espesso moveu o tornozelo 20 mm mais medialmente, o que realinhou o membro para neutro (4).

Capítulo 10. Alinhamento e sobrevida em 3 e 6 anos da ATJ alinhada cinemáticamente

A ATJ com alinhamento cinemático pode restaurar o alinhamento nativo do membro, do joelho, da linha articular e um ângulo anca-joelho-tornozelo aceitável em doentes com deformidades em varo e valgo graves com contratura em flexão e raramente com libertação dos ligamentos colaterais, retinaculares ou cruzados posteriores (Fig. 17 e Fig. 18). Uma comparação multicêntrica de três séries de casos demonstrou que as ATJs mecanicamente alinhadas realizadas com instrumentação específica do paciente e convencional tinham mais membros em varo e joelho outliers do que as ATJs cinemáticamente alinhadas realizadas com instrumentação específica do paciente [61]. Um ensaio aleatório de nível 1 mostrou que o ângulo anca-joelho-tornozelo (diferença de 0,3°; $p = 0,693$) e o ângulo anatómico do joelho (diferença de 0,8°; $p = 0,131$) eram semelhantes para os grupos alinhados cinemática e mecanicamente. No grupo alinhado cinemáticamente, o ângulo do componente femoral foi alinhado naturalmente em 2,4° mais valgo ($p < 0,0001$) e o ângulo do componente tibial foi alinhado naturalmente em 2,3° mais varo ($p < 0,0001$) do que o grupo alinhado mecanicamente [60].

Vários estudos sugerem que o alinhamento médio em varo de 2° (intervalo de 7° varo a 7° valgo) do componente tibial alinhado cinemáticamente relativamente ao eixo mecânico da tíbia no plano coronal não deve ter um efeito adverso na sobrevivência do implante. Um estudo de ATJs alinhadas mecanicamente relatou que um alinhamento médio de 3° varo (intervalo >7° varo a 5° valgo) foi associado a uma elevada sobrevivência do implante de 96% aos 10 anos [70]. Duas séries de casos, cada uma consistindo em mais de 200 ATJs alinhadas cinemáticamente, relataram uma baixa incidência de falha catastrófica, independentemente da categoria de alinhamento, no seguimento de 3 e 6 anos, e uma elevada função de restauração medida pela pontuação Oxford Knee auto-relatada. Aos 3 e 6 anos, 75% e 80% dos componentes tibiais, 33% e 31% dos joelhos, e 6% e 7% dos membros foram categorizados como outlier em varo e foram associados a uma baixa incidência de 0% e 0,5% de falha catastrófica do componente femoral ou tibial e a uma pontuação média elevada no Oxford Knee Score (48 melhores) de 42 e 43 pontos [54, 71]. Outro estudo opinou que a razão para a boa sobrevivência do implante da ATJ alinhada cinemáticamente é que 89% dos componentes tibiais alinhados cinemáticamente estão alinhados paralelamente dentro de 0° ± 3° relativamente ao chão numa película de suporte de peso, o que é mais semelhante à forma como a prótese é funcionalmente carregada na ATJ alinhada mecanicamente com boa sobrevivência [57]. Por conseguinte, a preocupação de que o alinhamento cinemático coloca os componentes num elevado risco de falha catastrófica e compromete a função é dissipada. Este resultado deve ser de interesse para os cirurgiões empenhados em cortar a tíbia perpendicularmente ao eixo mecânico da tíbia [71].

Capítulo 11. Desenvolvimento futuro

A ATJ alinhada cinemáticamente posiciona o componente femoral tangente à linha articular posterior e tangente à articulação distal do joelho nativo. A ATJ alinhada mecanicamente posiciona o componente femoral numa média de 3° mais rotação externa e 2° mais varo. O alcance lateral do componente femoral, ou seja, a distância entre o bordo lateral do componente femoral e o bordo lateral do fémur, diminui na ATJ alinhada cinemáticamente. Todos os implantes disponíveis utilizados para efetuar a ATJ são concebidos para acomodar a mecânica após a ATJ alinhada mecanicamente. A articulação patelo-femoral depende de um encaixe concêntrico da patela no sulco troclear do componente femoral. A rotação externa reduzida e a angulação em varo reduzida do componente femoral na ATJ alinhada cinemáticamente deslocam a flange medialmente, o que pode afetar a estabilidade patelo-femoral. Têm de ser implementadas alterações ao desenho do componente femoral para garantir uma articulação patelo-femoral congruente. Estas alterações terão de compensar a diminuição do alcance lateral do componente femoral alinhado cinemáticamente. No entanto, a elevada precisão dentro de um intervalo de 5° do alinhamento rotacional do eixo antero-posterior do componente femoral paralelo ao eixo de flexão-extensão do joelho torna a posição da flange do componente femoral mais previsível [69]. Consequentemente, o componente femoral concebido para a ATJ alinhada cinemáticamente pode ter um rebordo mais largo na dimensão medial a lateral do que os componentes femorais atualmente disponíveis para a ATJ alinhada mecanicamente.

Uma grande preocupação - como mencionado anteriormente - é um possível efeito negativo do alinhamento cinemático na sobrevivência do implante. Os dados actuais não suportam esta preocupação [72]. No entanto, só os dados a longo prazo poderão dissipar esta preocupação. Por conseguinte, são necessários estudos sequenciais de acompanhamento a longo prazo para fornecer as provas em falta de que a ATJ alinhada cinemáticamente tem taxas de sobrevivência do implante comparáveis às da ATJ alinhada mecanicamente.

Resumo

A ATJ com alinhamento cinemático resulta num melhor resultado funcional e numa sobrevivência semelhante ao alinhamento mecânico aos 3 e 6 anos. Uma medição com paquímetro das espessuras das ressecções femorais distais e posteriores igual às espessuras das regiões condilares do componente femoral após a compensação do desgaste da cartilagem e do kerf confirma que o componente femoral está alinhado cinemáticamente. O eixo mecânico femoral, o canal intramedular, o eixo transepicondiliano e o eixo antero-posterior não são de interesse nem de utilidade quando se alinha cinemáticamente o componente femoral. Definir a rotação interna-externa do componente tibial com base no eixo principal do côndilo tibial lateral ou numa placa de base tibial cinemática, estendendo o joelho até 0° de flexão e ajustando o ângulo varo-valgo e a espessura do componente tibial até que a laxidade varo-valgo seja negligenciável, flexionando o joelho a 90° e ajustando a inclinação anterior-posterior e a espessura do componente tibial até que o desvio da tíbia anterior em relação ao côndilo femoral medial distal corresponda ao do joelho no momento da exposição e a rotação interna e externa da tíbia sobre o fémur se aproxime dos 14° restaura o alinhamento nativo e as laxidades do joelho perto do normal. O eixo mecânico da tíbia, o canal intramedular, o eixo condilar posterior e o tubérculo tibial não têm interesse nem utilidade no alinhamento cinemático do componente tibial. O alinhamento cinemático dos componentes femorais e tibiais, a remoção de osteófitos e a retenção dos comprimentos nativos dos ligamentos colateral medial, colateral lateral e cruzado posterior restauram de perto as superfícies articulares tibial-femoral nativas, o alinhamento nativo do joelho e do membro e as laxidades nativas do joelho.

Referências

1. Wessinghage D. [Themistocles Gluck. 100 anos de substituição artificial de articulações]. Z Orthop Ihre Grenzgeb 129(5): 383, 1991

2. Nilsonne U. Borje Walldius - In memoriam. Ata Orthopaedica Scandinavica 70(1): 99, 1999

3. Gunston FH. Artroplastia policêntrica do joelho. Simulação protética do movimento normal do joelho. J Bone Joint Surg Br 53(2): 272, 1971

4. Coventry MB, Upshaw JE, Riley LH, Finerman GA, Turner RH. Artroplastia total geométrica do joelho. I. Conceção, desenho, indicações e técnica cirúrgica. Clin Orthop Relat Res (94): 171, 1973

5. Ranawat CS, Shine JJ. Artroplastia total do joelho duo-condilar. Clin Orthop Relat Res (94): 185, 1973

6. Townley C, Hill L. Total knee replacement (substituição total do joelho). Am J Nurs 74(9): 1612, 1974

7. Ranawat CS. História da substituição total do joelho. J South Orthop Assoc 11(4): 218, 2002

8. Freeman MA, Swanson SA, Todd RC. Substituição total do joelho utilizando a prótese de joelho Freeman-Swanson. Clin Orthop Relat Res (94): 153, 1973

9. Bugnion E. O mecanismo do génio. In: Viret-Genton IC, ed. Extrait due recueil inaugural de l'Univeristie Lausanne. Lausanne. 1892

10. Smidt GL. Análise biomecânica da flexão e extensão do joelho. J Biomech 6(1): 79, 1973

11. Soudan K, Van Audekercke R, Martens M. Métodos, dificuldades e imprecisões no estudo da cinemática e da patocinemática das articulações humanas através do conceito de eixo instantâneo. Exemplo: a articulação do joelho. J Biomech 12(1): 27, 1979

12. Hollister AM, Jatana S, Singh AK, Sullivan WW, Lupichuk AG. Os eixos de rotação do joelho. Clin Orthop Relat Res (290): 259, 1993

13. Eckhoff DG, Bach JM, Spitzer VM, Reinig KD, Bagur MM, Baldini TH, Flannery NM. Mecânica tridimensional, cinemática e morfologia do joelho visualizadas em realidade virtual. The Journal of bone and joint surgery American volume 87 Suppl 2: 71, 2005

14. Coughlin KM, Incavo SJ, Churchill DL, Beynnon BD. Eixo tibial e posição patelar relativamente ao eixo epicondilar femoral durante o agachamento. J Arthroplasty 18(8): 1048, 2003

15. Eckhoff D, Hogan C, DiMatteo L, Robinson M, Bach J. Diferença entre o eixo epicondilar e o eixo cilíndrico do joelho. Clin Orthop Relat Res 461: 238, 2007

16. Brar AS, Howell SM, Hull ML. Quais são o viés, a imprecisão e os limites de

concordância para encontrar o plano de flexão-extensão do joelho com cinco linhas de referência tibiais? Knee, 2016

17. Bellemans J, Colyn W, Vandenneucker H, Victor J. O prémio Chitranjan Ranawat: o alinhamento mecânico neutro é normal para todos os pacientes? O conceito de varo constitucional. Clin Orthop Relat Res 470(1): 45, 2012

18. Relatório de 14 anos do Registo Comum da Nova Zelândia: janeiro de 1999 a dezembro de 2012. In. 2013

19. Baker PN, van der Meulen JH, Lewsey J, Gregg PJ, Registo Nacional de Articulações para E, País de Gales. O papel da dor e da função na determinação da satisfação do paciente após a substituição total do joelho. Data from the National Joint Registry for England and Wales. J Bone Joint Surg Br 89(7): 893, 2007

20. Wylde V, Blom AW, Whitehouse SL, Taylor AH, Pattison GT, Bannister GC. Patient-reported outcomes after total hip and knee arthroplasty: comparison of midterm results. J Arthroplasty 24(2): 210, 2009

21. Howell SM, Papadopoulos S, Kuznik K, Ghaly LR, Hull ML. O alinhamento em varo afecta negativamente a sobrevivência e a função do implante seis anos após a artroplastia total do joelho alinhada cinemáticamente? Int Orthop 39(11): 2117, 2015

22. Howell SM, Hull ML. Alinhamento cinemático na artroplastia total do joelho. In: Scott S, ed. Insall and Scott Surgery of the Knee. Philadelphia, PA: Elsevier. 1255. 2012

23. McGrory JE, Trousdale RT, Pagnano MW, Nigbur M. Radiografias pré-operatórias da anca e do tornozelo na artroplastia total do joelho. Clin Orthop Relat Res (404): 196, 2002

24. Babazadeh S, Dowsey MM, Stoney JD, Choong PF. O balanceamento de espaços sacrifica a manutenção da linha articular para melhorar a simetria dos espaços: um ensaio aleatório controlado comparando o balanceamento de espaços e a ressecção medida. J Arthroplasty 29(5): 950, 2014

25. Siston RA, Goodman SB, Patel JJ, Delp SL, Giori NJ. A elevada variabilidade do alinhamento rotacional da tíbia na artroplastia total do joelho. Clin Orthop Relat Res 452: 65, 2006

26. Siston RA, Patel JJ, Goodman SB, Delp SL, Giori NJ. A variabilidade do alinhamento rotacional do fémur na artroplastia total do joelho. The Journal of bone and joint surgery American volume 87(10): 2276, 2005

27. Poilvache PL, Insall JN, Scuderi GR, Font-Rodriguez DE. Pontos de referência rotacionais e dimensionamento do fémur distal na artroplastia total do joelho. Clin Orthop Relat Res (331): 35, 1996

28. Nagamine R, Miura H, Inoue Y, Urabe K, Matsuda S, Okamoto Y, Nishizawa M, Iwamoto Y. Fiabilidade do eixo antero-posterior e do eixo condilar posterior para determinar o alinhamento rotacional do componente femoral na artroplastia total do joelho. J Orthop Sci 3(4): 194, 1998

29. Yau WP, Chiu KY, Tang WM. Quão precisa é a determinação do alinhamento rotacional da prótese femoral na artroplastia total do joelho: um estudo in vivo. J Arthroplasty 22(7): 1042, 2007

30. Aglietti P, Sensi L, Cuomo P, Ciardullo A. Posição de rotação dos componentes femorais e tibiais na ATJ utilizando o eixo transepicondilar femoral. Clin Orthop Relat Res 466(11): 2751, 2008

31. Berger RA, Rubash HE, Seel MJ, Thompson WH, Crossett LS. Determinação do alinhamento rotacional do componente femoral na artroplastia total do joelho utilizando o eixo epicondilar. Clin Orthop Relat Res (286): 40, 1993

32. Kinzel V, Ledger M, Shakespeare D. Pode o eixo epicondilar ser definido com exatidão na artroplastia total do joelho? Knee 12(4): 293, 2005

33. Bottros J, Gad B, Krebs V, Barsoum WK. Gap balancing in total knee arthroplasty. J Arthroplasty 21(4 Suppl 1): 11, 2006

34. Matziolis G, Boenicke H, Pfiel S, Wassilew G, Perka C. A técnica do gap não roda o fémur paralelamente ao eixo epicondilar. Arch Orthop Trauma Surg 131(2): 163, 2011

35. Maderbacher G, Schaumburger J, Baier C, Zeman F, Springorum HR, Birkenbach AM, Grifka J, Keshmiri A. O alinhamento sagital adequado do componente femoral não pode ser assegurado por hastes de alinhamento intramedulares. Cirurgia do joelho, traumatologia desportiva, artroscopia: jornal oficial da ESSKA, 2015

36. Kim YH, Park JW, Kim JS, Park SD. A relação entre a sobrevivência da artroplastia total do joelho e o alinhamento coronal, sagital e rotacional pós-operatório da prótese do joelho. Int Orthop 38(2): 379, 2014

37. Nowakowski AM, Kamphausen M, Pagenstert G, Valderrabano V, Muller-Gerbl M. Influência da inclinação da tíbia nos gaps de extensão e flexão na artroplastia total do joelho: o aumento da inclinação da tíbia afecta ambos os gaps. Int Orthop 38(10): 2071, 2014

38. Kansara D, Markel DC. The effect of posterior tibial slope on range of motion after total knee arthroplasty. J Arthroplasty 21(6): 809, 2006

39. Verra WC, Witteveen KQ, Maier AB, Gademan MG, van der Linden HM, Nelissen RG. A razão pela qual os cirurgiões ortopédicos efectuam a substituição total do joelho: resultados de um estudo aleatório utilizando vinhetas de casos. Cirurgia do joelho, traumatologia desportiva, artroscopia: jornal oficial da ESSKA, 2016

40. Skou ST, Roos EM, Laursen MB, Rathleff MS, Arendt-Nielsen L, Simonsen O, Rasmussen S. Critérios utilizados para decidir sobre a elegibilidade para artroplastia total do joelho - Entre pensar e fazer. Knee, 2015

41. Fahlman L, Sangeorzan E, Chheda N, Lambright D. Older Adults without Radiographic Knee Osteoarthritis: Alinhamento do joelho e amplitude de movimento do joelho. Clin Med Insights Artrite Musculoskelet Disord 7: 1, 2014

42. Hsu RW, Himeno S, Coventry MB, Chao EY. Normal axial alignment of the lower

extremity and load-bearing distribution at the knee (Alinhamento axial normal da extremidade inferior e distribuição da carga no joelho). Clin Orthop Relat Res (255): 215, 1990

43. Parratte S, Pagnano MW, Trousdale RT, Berry DJ. Efeito do alinhamento do eixo mecânico pós-operatório na sobrevivência de quinze anos de próteses totais de joelho modernas e cimentadas. The Journal of bone and joint surgery American volume 92(12): 2143,2010

44. Hungerford DS. Ressecção medida: uma ferramenta valiosa na ATJ. Ortopedia 31(9): 941,2008

45. Howell SM, Kuznik K, Hull ML, Siston RA. Resultados de uma experiência inicial com a artroplastia total do joelho com posicionamento personalizado numa série de 48 pacientes. Orthopedics 31(9): 857, 2008

46. Iranpour F, Merican AM, Dandachli W, Amis AA, Cobb JP. The geometry of the trochlear groove. Clin Orthop Relat Res 468(3): 782, 2010

47. Howell SM, Papadopoulos S, Kuznik KT, Hull ML. Alinhamento exato e elevada função após ATJ alinhada cinemáticamente realizada com instrumentos genéricos. Knee surgery, sports traumatology, arthroscopy: jornal oficial da ESSKA 21(10): 2271, 2013

48. Dossett HG, Estrada NA, Swartz GJ, LeFevre GW, Kwasman BG. A randomised controlled trial of kinematically and mechanically aligned total knee replacements: two-year clinical results. The bone & joint journal 96-B(7): 907, 2014

49. Pinskerova V, Iwaki H, Freeman MA. As formas e os movimentos relativos do fémur e da tíbia no joelho. Der Orthopade 29 Suppl 1: S3, 2000

50. Iwaki H, Pinskerova V, Freeman MA. Tibiofemoral movement 1: the shapes and relative movements of the femur and tibia in the unloaded cadaver knee. J Bone Joint Surg Br 82(8): 1189, 2000

51. Weber WE, Weber EFM. Mechanik der menschlichen Gehwerkzeuge. Gottingen, Alemanha: Verlag der Dietrichschen Buchhandlung, 1836

52. Iranpour F, Merican AM, Baena FR, Cobb JP, Amis AA. Cinemática da articulação patelo-femoral: a trajetória circular da patela em torno do eixo troclear. Journal of orthopaedic research: publicação oficial da Orthopaedic Research Society 28(5): 589,2010

53. Howell SM, Howell SJ, Hull ML. Avaliação dos raios dos côndilos femorais medial e lateral em joelhos varo e valgo com osteoartrite. The Journal of bone and joint surgery American volume 92(1): 98, 2010

54. Gu Y, Roth JD, Howell SM, Hull ML. How Frequently Do Four Methods for Mechanically Aligning a Total Knee Arthroplasty Cause Collateral Ligament

Desequilíbrio e mudança de alinhamento em relação ao normal em pacientes brancos? Jornal de Cirurgia Óssea e Articular 96(12): e101, 2014

55. Roth JD, Howell SM, Hull ML. Native Knee Laxities at 0°, 45°, and 90° of

Flexion and their Relationship to the Goal of Gap-Balancing a TKA. The Journal of Bone & Joint Surgery (Jornal de cirurgia óssea e articular), no prelo, 2015

56. Howell SM, Papadopoulos S, Kuznik K, Ghaly LR, Hull ML. O alinhamento em varo afecta negativamente a sobrevivência e a função do implante seis anos após a artroplastia total do joelho com alinhamento cinemático? Ortopedia internacional: 1, 2015

57. Hutt J, Masse V, Lavigne M, Vendittoli PA. Obliquidade da linha articular funcional após artroplastia total cinemática do joelho. Ortopedia internacional, 2015

58. Delport H, Labey L, Innocenti B, De Corte R, Vander Sloten J, Bellemans J. A restauração do alinhamento constitucional na ATJ conduz a tensões mais fisiológicas nos ligamentos colaterais. Knee surgery, sports traumatology, arthroscopy : jornal oficial da ESSKA 23(8): 2159, 2015

59. Vanlommel L, Vanlommel J, Claes S, Bellemans J. Uma ligeira subcorrecção após artroplastia total do joelho resulta em resultados clínicos superiores em joelhos varo. Knee surgery, sports traumatology, arthroscopy: jornal oficial da ESSKA 21(10): 2325, 2013

60. Dossett HG, Swartz GJ, Estrada NA, LeFevre GW, Kwasman BG. Artroplastia total do joelho alinhada cinemáticamente versus mecanicamente. Ortopedia 35(2): e160, 2012

61. Nunley RM, Ellison BS, Zhu J, Ruh EL, Howell SM, Barrack RL. Os guias específicos do doente melhoram o alinhamento coronal na artroplastia total do joelho? Ortopedia clínica e investigação relacionada 470(3): 895, 2012

62. Blazek K, Favre J, Asay J, Erhart-Hledik J, Andriacchi T. A idade e a obesidade alteram a relação entre a espessura da cartilagem articular do fémur e as cargas ambulatórias em indivíduos sem osteoartrite. Journal of orthopaedic research: publicação oficial da Orthopaedic Research Society 32(3): 394, 2014

63. Roth JD, Hull ML, Howell SM. Os limites rotacionais e translacionais do movimento passivo são variáveis entre as articulações tibiofemorais normais e não estão relacionados entre si. Journal of orthopaedic research: publicação oficial da Orthopaedic Research Society: n/a, 2015

64. Freeman MA, Pinskerova V. O movimento da articulação tíbio-femoral normal. Jornal de biomecânica 38(2): 197, 2005

65. Nam D, Nunley RM, Barrack RL. Patient dissatisfaction following total knee replacement: a growing concern? The bone & joint journal 96-B(11 Supple A): 96, 2014

66. Nam D, Lin KM, Howell SM, Hull ML. O desgaste do osso femoral e da cartilagem é previsível a 0 graus e 90 graus no joelho osteoartrítico tratado com artroplastia total do joelho. Cirurgia do joelho, traumatologia desportiva, artroscopia: jornal oficial da ESSKA 22(12): 2975, 2014

67. Nedopil AJ, Howell SM, Rudert M, Roth J, Hull ML. How Frequent Is Rotational

Mismatch Within 0±10 in Kinematically Aligned Total Knee Arthroplasty? Ortopedia 36(12): e1515, 2013

68. Howell SM, Chen J, Hull ML. A variabilidade da localização do tubérculo tibial afecta o alinhamento rotacional do componente tibial na artroplastia total do joelho alinhada cinemáticamente. Cirurgia do joelho, traumatologia desportiva, artroscopia: jornal oficial da ESSKA 21(10): 2288, 2013

69. Nedopil AJ, Howell SM, Hull ML. Does Malrotation of the Tibial and Femoral Components Compromise Function in Kinematically Aligned Total Knee Arthroplasty? Orthop Clin North Am 47(1): 41, 2016

70. Malkani AL, Rand JA, Bryan RS, Wallrichs SL. Artroplastia total do joelho com a prótese condilar cinemática. Um estudo de acompanhamento de dez anos. The Journal of bone and joint surgery American volume 77(3): 423, 1995

71. Howell SM, Howell SJ, Kuznik KT, Cohen J, Hull ML. Será que uma artroplastia total do joelho alinhada cinemáticamente restaura a função sem falhas, independentemente da categoria de alinhamento? Ortopedia clínica e investigação relacionada 471(3): 1000, 2013

72. Howell SM, Papadopoulos S, Kuznick K, Ghaly LR, Hull ML. O alinhamento em varo afecta negativamente a sobrevivência e a função do implante seis anos após a artroplastia total do joelho alinhada cinemáticamente? Ortopedia Internacional: Na Imprensa, 2015

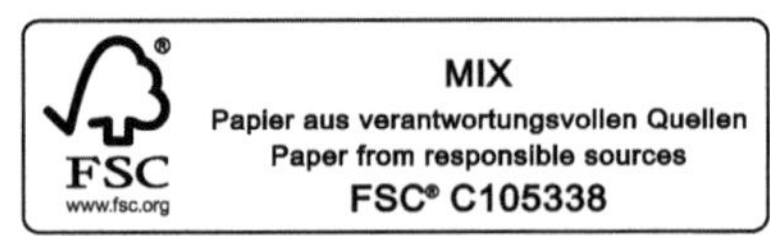

Printed by Books on Demand GmbH, Norderstedt / Germany